EXPERTENSTANDARD KONKRET Bd.3

boq (Hrsg.) Beratung für Organisation und Qualität

Harnkontinenz

Arbeitshilfe zur praktischen Umsetzung

VINCENTZ NETWORK

Impressum

Bibliografische Information der Deutschen Nationalbibliothek

Die Deutsche Nationalbibliothek verzeichnet diese Publikation in der Deutschen Nationalbibliografie; detaillierte bibliografische Daten sind im Internet über http://dnb.d-nb.de abrufbar.

Besuchen Sie uns im Internet: www.altenpflege. vincentz.net

Druck: Quensen Druck & Verlag GmbH & Co. KG, Hildesheim

ISBN 3-86630-112-X
978-3-86630-112-2

Seit 2008 finden Sie in den Büchern von Vincentz Network eine solche Landkarte in Form einer Mind Map®. Sie soll der Orientierung dienen und stellt das Thema des Buches in einem übergeordneten Zusammenhang dar.

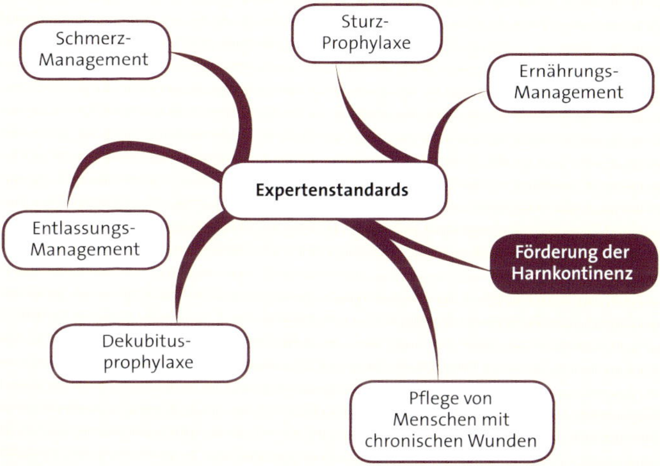

Mind Map®

Harnkontinenz, boq (Hrsg.),
 ISBN 978-3-86630-112-2

Moderiert von zwei (mehr oder weniger) versierten Fachkräften: Benni und Bea

Das ist Benni.

Benni ist in der Ausbildung zum Altenpfleger. Er ist seit Beginn seiner Ausbildung mit vollem Einsatz und Herz bei der Sache. Er möchte viel in seiner Ausbildung lernen und die Zusammenhänge der gesamten Pflegemaßnahmen verstehen. Dieses bereitet ihm jedoch manchmal noch Schwierigkeiten. Benni wird im Laufe seiner Ausbildung klar, wie umfangreich und spannend doch der Pflegeberuf ist. Benni ist froh, jederzeit Bea ansprechen zu können, die ihm immer alles erklärt und viele praktische Bezüge zu den einzelnen Themen herstellt.

Das ist Bea.

Bea ist seit vielen Jahren im Pflegeberuf und hat bereits viel Berufserfahrung als Pflegefachkraft sammeln können. Durch ihre Erfahrung behält sie auch in schwierigen Situationen einen kühlen Kopf und weiß jederzeit, welche Aufgabe Priorität hat. Besonderen Spaß bringt es ihr, ihr Fachwissen an die Auszubildenden weiterzugeben, besonders wenn diese so engagiert sind wie Benni. Sie findet es spannend, ihre Fachlichkeit individuell den einzelnen Personen entsprechend einsetzen zu können. Der Pflegeberuf ist für sie abwechslungsreich.

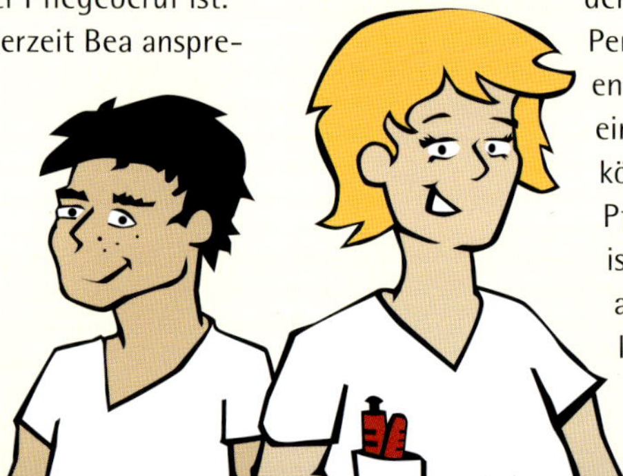

Das ist ein nationaler Expertenstandard:
Ein Instrument der Qualitätsentwicklung auf nationaler Ebene, also allein gültig bei uns in Deutschland. Er legt fest, wie Pflegestandards in den einzelnen Einrichtungen der Kranken- und Altenpflege aufgebaut sein sollten.

Harnkontinenz

Inhalt

Harnkontinenz, boq (Hrsg.),
 ISBN 978-3-86630-112-2

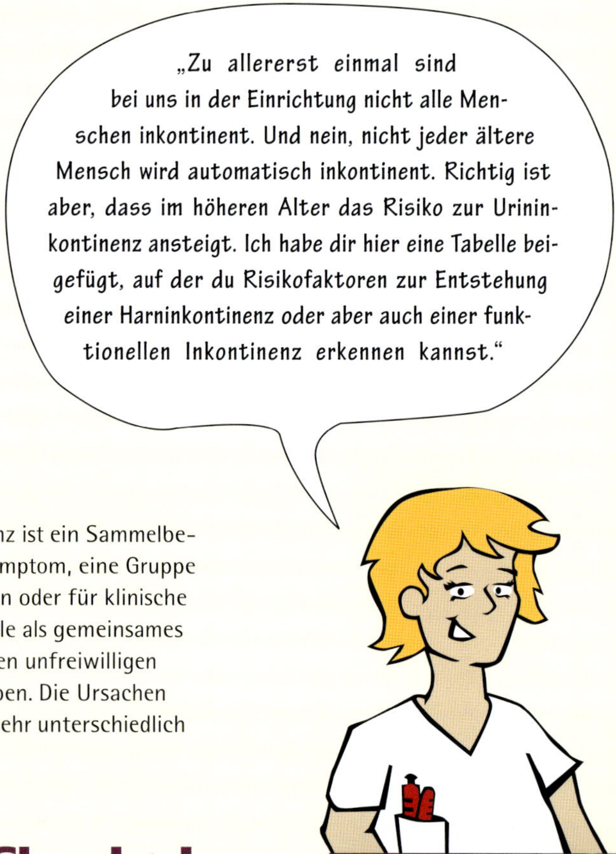

Harninkontinenz ist ein Sammelbegriff für ein Symptom, eine Gruppe von Symptomen oder für klinische Befunde, die alle als gemeinsames Kennzeichen den unfreiwilligen Urinverlust haben. Die Ursachen dafür können sehr unterschiedlich sein.

Definition

Die Planung zur Förderung der Harnkontinenz

Risikofaktoren und Anzeichen einer Harninkontinenz

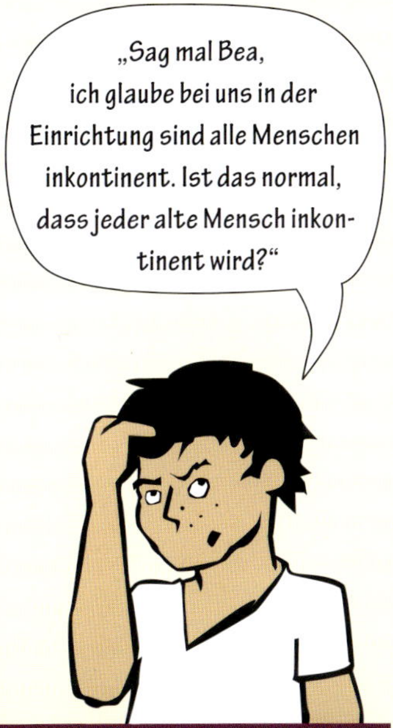
„Sag mal Bea, ich glaube bei uns in der Einrichtung sind alle Menschen inkontinent. Ist das normal, dass jeder alte Mensch inkontinent wird?“

Für viele Betroffene ist es schwer und mit einer großen Scham behaftet, über ihre Probleme hinsichtlich einer Harninkontinenz zu sprechen. Um frühzeitig präventive Maßnahmen einleiten zu können, empfiehlt sich, trotzdem gleich bei Heimeinzug die Ersteinschätzung vorzunehmen. Die Pflegefachkraft sollte für dieses vertrauliche Gespräch einen ruhigen Ort ohne Zuhörer oder Störungen wählen. Sie sollte dabei sehr sensibel und einfühlsam vorgehen. Diese Risikofaktoren müssen jedoch immer individuell betrachtet werden und können nicht verallgemeinert werden.

Planung

Harnkontinenz, boq (Hrsg.),
© Vincentz Network GmbH & Co.KG, Hannover, ISBN 978-3-86630-112-2

Risikofaktoren

Risikofaktoren für eine Harninkontinenz, die in der Umgebung von Personen liegen, z. B.:

- schlecht beleuchtete Toiletten,
- mangelnde Beschilderung,
- fehlende Haltegriffe,
- verschmutzte, übel riechende Toilettenräume,
- unangenehme Temperatur der Toilet tenräume,
- fehlende Toilettensitzerhöhung
- zu weite Wege,
- Treppen, Türschwellen und andere Barrieren,
- zu enge Türen,
- unpraktische, schwer zu öffnende Kleidung,
- fremde Umgebung

Diese umgebungsbedingten Risikofaktoren können die Ursache einer funktionellen Urininkontinenz sein. Sie sollten unbedingt erkannt und planerisch angegangen werden.

**Risikofaktoren für eine Harninkontinenz,
die bei der Personen selbst liegen, z. B.:**

- Schwächung der Beckenbodenmuskulatur durch Schwangerschaft, Übergewicht oder chronischen Husten,
- Erkrankungen, z. B. Schlaganfall, Demenz, Morbus Parkinson oder Diabetes mellitus,
- Harnwegsinfekte,
- Einnahme von Medikamenten, z. B. Diuretika, Antidepressiva, Opiate oder Neuroleptika,
- eine zu hohe Flüssigkeitszufuhr,
- eine zu niedrige Flüssigkeitszufuhr – sie begünstigt die Entstehung von Harnwegsinfekten und löst durch die starke Urinkonzentration einen erhöhten Harndrang aus,
- starkes Pressen bei Obstipation,
- bei Männern eine vergrößerte Prostata und deren Operation, sie begünstigt die Entstehung von Harnwegsinfekten und durch die erhöhte Restharnbildung löst sie dadurch ggf. einen erhöhten Harndrang aus.

**Frauen sind 4-mal häufiger betroffen.
Zunehmendes Lebensalter ist ein Hinweis auf ein mögliches Risiko.**

Planung

Erstellung der Pflegeanamnese

Die Pflegefachkraft sollte gleich beim Heimeinzug jedes Bewohners herausfinden, ob er Risikofaktoren oder sogar schon die Anzeichen einer Harninkontinenz hat.
Sie sollte bedenken, dass die Fragen dem Bewohner, der sich in der neuen Umgebung noch fremd fühlt, peinlich sein können. Deshalb muss sie bei diesem Teil der Pflegeanamnese besonders feinfühlig vorgehen.

Auf folgende Fragen sollte sie eine Antwort finden:

- Verlieren Sie ungewollt Urin?
- Verlieren Sie Urin, wenn Sie husten, lachen oder bei körperlicher Tätigkeit?
- Verlieren Sie auf dem Weg zur Toilette Urin?
- Tragen Sie Vorlagen, um Urin aufzufangen
- Verspüren Sie häufig Harndrang?
- Müssen Sie pressen, um Wasser zu lassen?
- Haben Sie das Gefühl, Ihre Blase nicht richtig entleeren zu können?
- Verspüren Sie ein Brennen beim Wasserlassen?

Wenn sie die Antworten zusammen getragen hat, kann sie die augenblickliche Kontinenzsituation in der Dokumentation festhalten.
Diese Einschätzung sollte sie nach ein bis zwei Monaten nochmals wiederholen, danach genügt eine vierteljährliche Wiederholung.
Die Kontinenzsituation kann sich natürlich auch ändern, z. B. durch eine Infektion oder einen Krankenhausaufenthalt. Es ist ihre Aufgabe, dies zu erkennen und eine erneute Einschätzung vorzunehmen.

Planung

Harnkontinenz, boq (Hrsg.),
© Vincentz Network GmbH & Co.KG, Hannover, ISBN 978-3-86630-112-2

Pflegeanamnese

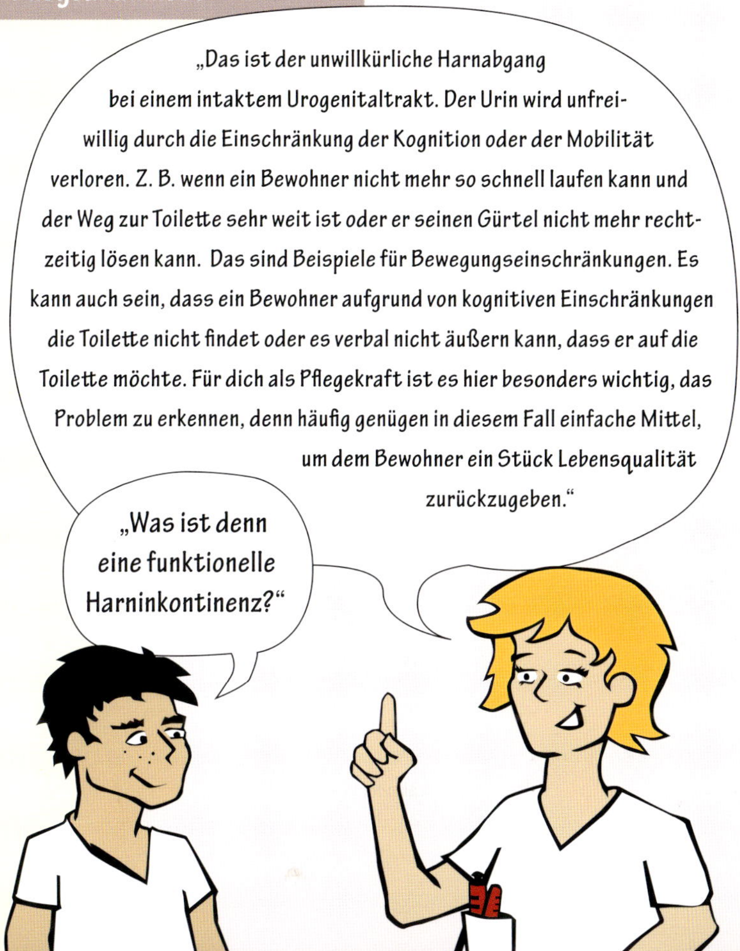
„Was ist denn eine funktionelle Harninkontinenz?“
„Das ist der unwillkürliche Harnabgang bei einem intaktem Urogenitaltrakt. Der Urin wird unfreiwillig durch die Einschränkung der Kognition oder der Mobilität verloren. Z. B. wenn ein Bewohner nicht mehr so schnell laufen kann und der Weg zur Toilette sehr weit ist oder er seinen Gürtel nicht mehr rechtzeitig lösen kann. Das sind Beispiele für Bewegungseinschränkungen. Es kann auch sein, dass ein Bewohner aufgrund von kognitiven Einschränkungen die Toilette nicht findet oder es verbal nicht äußern kann, dass er auf die Toilette möchte. Für dich als Pflegekraft ist es hier besonders wichtig, das Problem zu erkennen, denn häufig genügen in diesem Fall einfache Mittel, um dem Bewohner ein Stück Lebensqualität zurückzugeben.“

Kontinenzsituation = Beschreibt den Zustand der augenblicklichen Fähigkeit eines Menschen, den Urin zu halten oder eines unwillkürlichen Harnverlusts.

Pflegeanamnese

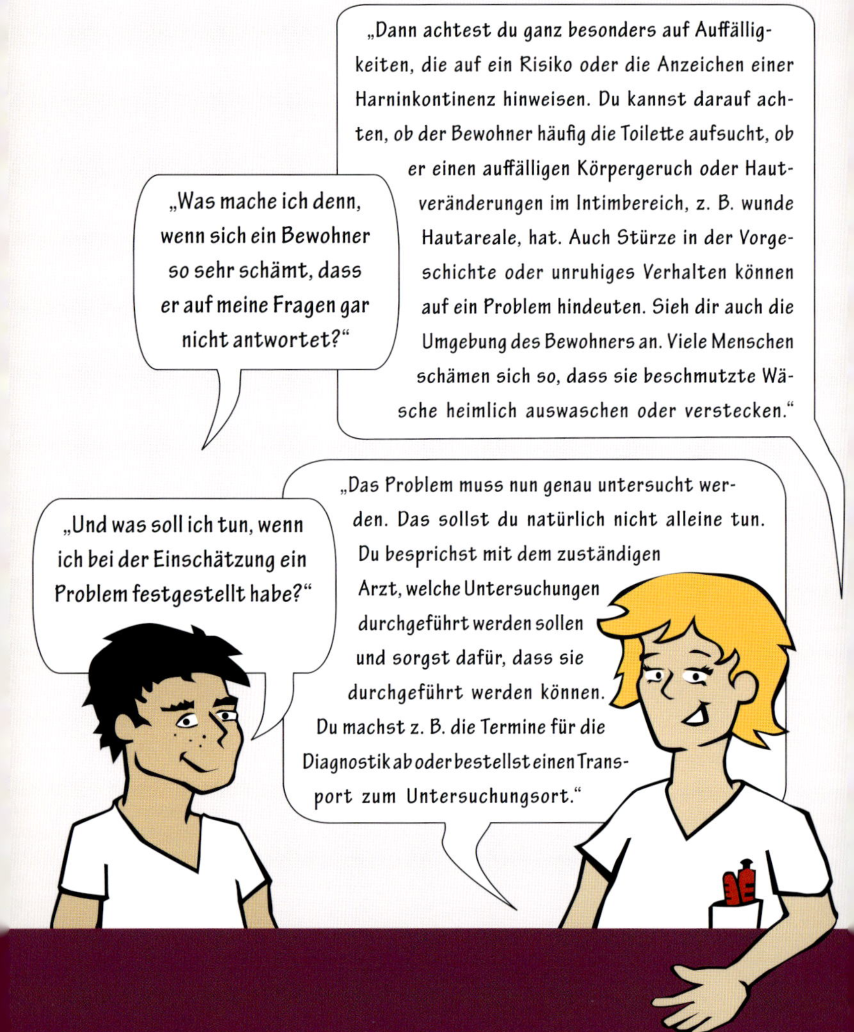
„Was mache ich denn, wenn sich ein Bewohner so sehr schämt, dass er auf meine Fragen gar nicht antwortet?“
„Dann achtest du ganz besonders auf Auffälligkeiten, die auf ein Risiko oder die Anzeichen einer Harninkontinenz hinweisen. Du kannst darauf achten, ob der Bewohner häufig die Toilette aufsucht, ob er einen auffälligen Körpergeruch oder Hautveränderungen im Intimbereich, z. B. wunde Hautareale, hat. Auch Stürze in der Vorgeschichte oder unruhiges Verhalten können auf ein Problem hindeuten. Sieh dir auch die Umgebung des Bewohners an. Viele Menschen schämen sich so, dass sie beschmutzte Wäsche heimlich auswaschen oder verstecken.“
„Und was soll ich tun, wenn ich bei der Einschätzung ein Problem festgestellt habe?“
„Das Problem muss nun genau untersucht werden. Das sollst du natürlich nicht alleine tun. Du besprichst mit dem zuständigen Arzt, welche Untersuchungen durchgeführt werden sollen und sorgst dafür, dass sie durchgeführt werden können. Du machst z. B. die Termine für die Diagnostik ab oder bestellst einen Transport zum Untersuchungsort.“

Um die augenblickliche Kontinenzsituation zu erfassen, ist eine ausführliche Anamnese/Informationssammlung mit einer körperlichen Untersuchung notwendig. Dafür sind die Ergebnisse folgender Untersuchungen wichtig:

- Körpergewicht/BMI,
- Auffälligkeiten im Genitalbereich z. B. Prolaps,
- Erfassung der Medikation,
- Erfassung der Symptome der Harninkontinenz,
- Einschätzung der körperlichen und geistigen Fähigkeiten,
- psycho-soziale Auswirkungen der Harninkontinenz,
- Ausschluss eines Harnwegsinfektes durch eine Urinanalyse,
- evtl. Restharnbestimmung,
- evtl. 24-Stunden Vorlagengewichtstest,
- Miktionsprotokoll.

Planung

Wenn die Pflegefachkraft alle Untersuchungsergebnisse vorliegen hat, kann sie die Informationen zusammenfassen. Damit die vorliegenden Risikofaktoren minimiert werden können, kann sie sich mit anderen Berufsgruppen beraten. Damit sie später erkennen kann, ob die Maßnahmen zur Minimierung der Risikofaktoren auch wirksam sind, gibt es die Einteilung in unterschiedliche Kontinenzprofile. Mit den gesammelten Informationen kann sie leicht erkennen, zu welchem Profil der Bewohner gehört. Das Kontinenzprofil stellt den aktuellen Abhängigkeitsgrad von materieller und personeller Hilfe des Bewohners zu dem Kontinenzproblem dar.

Darstellung der Kontinenzprofile
Kontinenz
Unabhängig erreichte Kontinenz
Abhängig erreichte Kontinenz
Unabhängig kompensierte Inkontinenz
Abhängig kompensierte Inkontinenz
Nicht kompensierte Inkontinenz

Das Kontinenzprofil dient der Zielformulierung in der Pflegeplanung, durch welche Pflegemaßnahme kann welches Kontinenzprofil erreicht werden.

Planung

Kontinenzprofile

Kein unwillkürlicher Harnverlust, keine Hilfe oder Hilfsmittel notwendig.
Kein unwillkürlicher Harnverlust, keine personelle Hilfe nötig, der Bewohner kann Maßnahmen selbständig durchführen, z. B. eigenständiger Gebrauch von Toilettenhilfen.
Kein unwillkürlicher Harnverlust, personelle Hilfe bei der Durchführung von Maßnahmen nötig, z. B. begleitete Toilettengänge, Fremd-Katheterismus.
Unwillkürlicher Harnverlust, keine personelle Hilfe beim Umgang mit Hilfsmitteln nötig, z. B. selbständiger Wechsel von Inkontinenzmaterial.
Unwillkürlicher Harnverlust, personelle Hilfe beim Umgang mit Hilfsmitteln ist nötig, z. B. Wechsel von Inkontinenzmaterial wird von anderen Personen übernommen.
Unwillkürlicher Harnverlust, personelle Hilfe und Versorgungsmaßnahmen werden nicht in Anspruch genommen, z. B. wenn die Inkontinenz vom Betroffenen nicht akzeptiert wird.

Es kann durchaus vorkommen, dass ein Bewohner tagsüber eine abhängig erreichte Kontinenz hat, da er mitteilen kann, wann er personelle Hilfe für einen begleiteten Toilettengang benötigt. In der Nacht dagegen hat er eine abhängig kompensierte Inkontinenz, denn er wacht vom Harndrang nicht auf und kann sein Inkontinenzmaterial nicht selbständig wechseln.

Die Aufgaben einer Pflegefachkraft nach festgestellter Harninkontinenz

Das Beratungsgespräch durch die Pflegefachkraft

Eine Pflegefachkraft soll den inkontinenten Menschen in diesem Punkt gut beraten können. Dazu muss sie eine gute Kenntnis über die unterschiedlichen Inkontinenzformen haben und wissen, welche versorgenden Maßnahmen bestmöglich infrage kommen.

Die Beratung muss für den Betroffenen und seine Angehörigen gut verständlich und feinfühlig sein. Hilfreich ist es, die unterschiedlichen Versorgungsmaterialien und Hilfsmittel zu demonstrieren, Informationsmaterial bereitzuhalten und Maßnahmen leicht verständlich zu erklären. Wenn spezielle Fragen auftreten, können auch zusätzliche Ansprechpartner, z. B. Sanitätshäuser oder Apotheken, mit einbezogen werden. Bei der Wahl des Hilfsmittels muss die Pflegefachkraft die Ressourcen des Betroffenen berücksichtigen.

Zielvereinbarung

Die Pflegefachkraft bespricht zusammen mit dem inkontinenten Menschen die Zielvereinbarung. Dabei ist wichtig, dass das Ziel auch erreichbar und realistisch bleibt. Es lässt sich ja nicht in jedem Fall eine Kontinenz erreichen, eine Besserung der Inkontinenz sollte aber auf jeden Fall angestrebt werden. Ist das Ziel zu hoch gesteckt und kann trotz vieler Mühen nicht erreicht werden, kommt es bei dem Betroffenen schnell zur Frustration.

Mit den anderen beteiligten Berufsgruppen bespricht die Pflegefachkraft dann, welche Maßnahmen am Erfolg versprechenden sind. Sehr wichtig ist hierbei die Absprache mit dem Arzt, da es auch Kontraindikationen geben kann.

Der Maßnahmenplan

Die Pflegefachkraft koordiniert die multidisziplinäre Behandlung und sorgt für eine kontinuierliche Umsetzung des Maßnahmenplans. Die Pflegefachkraft kümmert sich z. B. darum, dass die vereinbarten Zeiten für das Toilettentraining eingehalten werden.

Wenn vereinbart wurde, dass bestimmte Hilfsmittel eingesetzt werden sollen, sorgt die Pflegefachkraft für deren Bereitstellung und richtige Handhabung, z. B. die Bestellung eines Toilettenstuhls und die Einweisung in dessen Benutzung.

Ebenso kontrolliert sie, ob die vereinbarten Anpassungen der Umgebung (z. B. gut sichtbare Beschilderung) ausgeführt wurde.

Bei allen Maßnahmen soll auf die Wünsche des Bewohners und seine Bitten um Hilfe eingegangen werden. Wenn z. B. ein Bewohner um personelle Begleitung zur Toilette bittet, wird dem entsprochen, auch wenn dieser Toilettengang nicht dem vereinbarten Zeitplan entspricht.

Die Maßnahmen lassen sich unterscheiden in:

Allgemeine Maßnahmen

- Gewichtsreduktion,
- angepasste Flüssigkeitszufuhr,
- Darmmanagement,
- Förderung der Selbständigkeit,
- Förderung der Mobilität.

Spezielle Maßnahmen

- Blasentraining,
- Toilettentraining,
- Beckenbodentraining.

Planung

Hilfsmittel

- mobile Toilettenhilfen,
- funktionell – anatomisch ableitende Mittel, aufsaugende Hilfsmittel.

Evaluation

Der Zeitpunkt für die Evaluation ist abhängig von den geplanten Maßnahmen. Viele Maßnahmen brauchen Zeit, um zum Erfolg zu führen. Die Pflegefachkraft überprüft in regelmäßigen Abständen den bisherigen Verlauf und beurteilt die Ergebnisse. Dazu ist eine erneute Erfassung der Kontinenzsituation erforderlich.

Im Gespräch mit dem Bewohner, den Angehörigen oder den beteiligten Berufsgruppen kann die Pflegefachkraft erkennen, ob die kontinenzfördernden Maßnahmen den Bedürfnissen des Bewohners entsprechen und ohne Probleme durchgeführt werden können. An den so gewonnenen Informationen kann die Pflegefachkraft erkennen, ob die Zielvereinbarung erreicht wurde. Ist dies nicht der Fall, müssen die Gründe analysiert werden. Ggf. müssen Zielvereinbarung und Maßnahmen neu erarbeitet werden.

Es ist weiterhin auch möglich, dass sich die gesundheitliche Ausgangssituation des Bewohners verändert hat und eine komplett neue Kontinenzsituation ergeben hat.

Planung

Maßnahmen

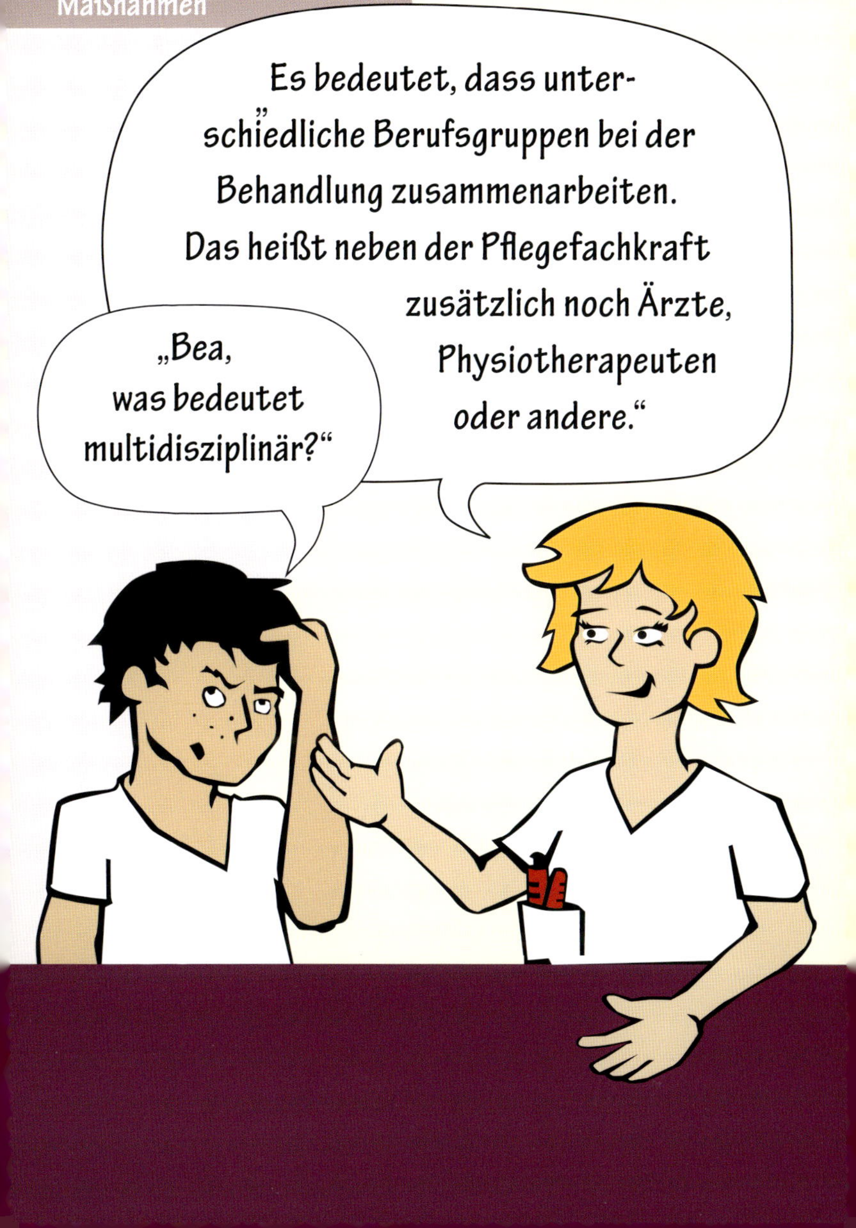
„Bea, was bedeutet multidisziplinär?“
„Es bedeutet, dass unterschiedliche Berufsgruppen bei der Behandlung zusammenarbeiten. Das heißt neben der Pflegefachkraft zusätzlich noch Ärzte, Physiotherapeuten oder andere.“

Häufigkeit

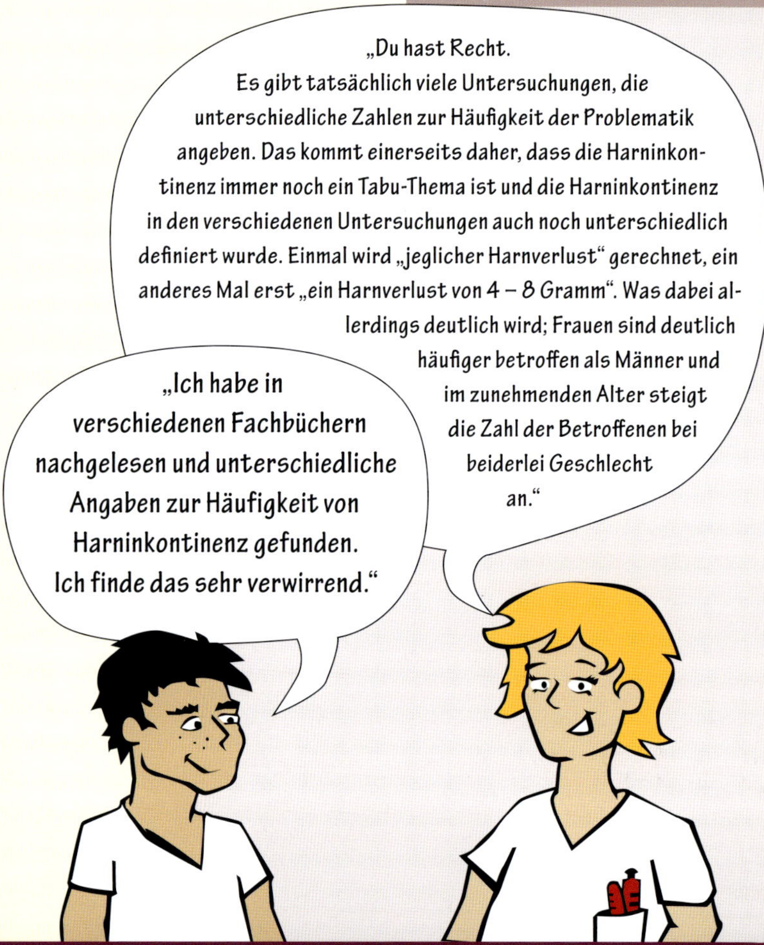
„Ich habe in verschiedenen Fachbüchern nachgelesen und unterschiedliche Angaben zur Häufigkeit von Harninkontinenz gefunden. Ich finde das sehr verwirrend.“
„Du hast Recht. Es gibt tatsächlich viele Untersuchungen, die unterschiedliche Zahlen zur Häufigkeit der Problematik angeben. Das kommt einerseits daher, dass die Harninkontinenz immer noch ein Tabu-Thema ist und die Harninkontinenz in den verschiedenen Untersuchungen auch noch unterschiedlich definiert wurde. Einmal wird „jeglicher Harnverlust“ gerechnet, ein anderes Mal erst „ein Harnverlust von 4 – 8 Gramm“. Was dabei allerdings deutlich wird; Frauen sind deutlich häufiger betroffen als Männer und im zunehmenden Alter steigt die Zahl der Betroffenen bei beiderlei Geschlecht an.“

Die Auswirkungen der Harninkontinenz

Die Betroffenen sind meist sehr beschämt über die Harninkontinenz und versuchen, die Problematik häufig zu verbergen. Sie leiden unter dem Kontrollverlust, haben Schuldgefühle und fühlen sich in ihrem alltäglichen Leben eingeschränkt und isoliert.

Verstärkt werden diese Gefühle häufig, wenn sich ein anderer Mensch um ihre Ausscheidungen kümmert und sie sich bei der Versorgung entblößen müssen. Den Betroffenen ist es oft unangenehm, die Pflegenden mit ihrer Bitte nach Unterstützung zu belasten.

Nur wenige Betroffene suchen professionelle Hilfe auf. Viele versuchen die Inkontinenz vor ihren Mitmenschen zu verbergen und entwickeln eigene Strategien, um das Problem einzudämmen, z. B. sehr wenig trinken, prophylaktische Toilettengänge oder sogar den Rückzug von sozialen Aktivitäten.

Viele Angehörige, die einen pflegebedürftigen Menschen mit bestehender Harninkontinenz pflegen, empfinden dies als zusätzliche Last. Sie bemerken einen höheren Körperpflegebedarf, haben deutlich mehr Schmutzwäsche und empfinden auch häufig den Eingriff in die Intimsphäre als störend. Zusätzlich verursacht die Harninkontinenz eine finanzielle Belastung. Direkte Kosten für die Bereitstellung von Hilfsmitteln und indirekte Kosten für Reinigung und Wäsche.
In Pflegeeinrichtung kommen auch die personellen Kosten noch hinzu.

Auswirkung

Harnkontinenz, boq (Hrsg.),
 ISBN 978-3-86630-112-2

Anzeichen erkennen

Die Symptome der Harninkontinenz

Die Einteilung in die verschiedenen Kategorien (siehe Seite 14) richtet sich nach den Symptomen der Harninkontinenz, der Häufigkeit und der Art des Wasserlassens.

Um die Ursachen oder Krankheitsprozesse zu erkennen und ggf. eine Therapie einzuleiten, muss die Pflegefachkraft den Betroffenen sehr genau betrachten und die Symptome gut dokumentieren.

Häufige Symptome:

- unfreiwilliger Harnverlust bei körperlicher Belastung,
- unfreiwilliger Harnverlust mit Harndrang einhergehend,
- unfreiwilliger Harnverlust bei körperlicher Belastung und zusätzlichem Harndrang,
- unfreiwilliger Harnverlust mit eingeschränktem oder fehlendem Gefühl für die Blasenfüllung auch mit vegetativen Symptomen,
- Pollakisurie = häufiges Wasserlassen,
- Nykturie = nächtliches Wasserlassen,
- verzögerter Beginn der Miktion,
- Pressen beim Wasserlassen,
- Nachtröpfeln nach dem Wasserlassen,
- ständiger Urinabgang,
- Gefühl der nicht vollständig entleerten Blase,
- Syndrom der übervollen Blase= Harndrang mit oder ohne Inkontinenz, gewöhnlich einhergehend mit Nykturie und Pollakisurie,
- Enuresis diurna = Einnässen im Wachzustand/am Tage,
- Enuresis nocturna = Einnässen im Schlaf/in der Nacht.

Symptome

Harnkontinenz, boq (Hrsg.),
© Vincentz Network GmbH & Co.KG, Hannover, ISBN 978-3-86630-112-2

Richtig einordnen

Kategorisierung der Harninkontinenz

Es gibt zwei Formen der Harninkontinenz, die funktionelle Inkontinenz und die Harninkontinenz aufgrund veränderter Speicher- und Entleerungsfunktion.

Funktionelle Inkontinenz

Bei der **funktionellen Inkontinenz** kann ein normalerweise kontinenter Mensch mit intaktem Urogenitaltrakt die Toilette nicht rechtzeitig erreichen. Der Grund dafür kann eine eingeschränkte Mobilität, eine Einschränkung der kognitiven Fähigkeiten sein oder es kann an der Umgebung liegen, z. B. fehlende Beschilderung.

Harninkontinenz aufgrund veränderter Speicher- und Entleerungsfunktion

Die **Stress- oder auch Belastungsinkontinenz** ist ein unfreiwilliger, meist geringer Urinverlust. Dieser tropfen- oder spritzförmige Harnabgang geht mit körperlicher Belastung einher, z. B. beim Niesen, Husten oder schwerem Heben, durch eine Störung der Speicherfunktion der Blase. Ohne häufiges Wasserlassen, ohne Harndrang, ohne Schmerzen beim Wasserlassen, Person ist in der Nacht kontinent.

Bei der **Drang-Inkontinenz** kommt es zu unfreiwilligem Urinverlust mit geringem Urinverlust bis zur spontanen Totalentleerung, der mit plötzlichem, nur schwer unterdrückbarem Harndrang einhergeht, häufiges Wasserlassen schon von geringen Mengen, häufiger Harndrang am Tag und in der Nacht, ggf. kann ein Brennen beim Wasserlassen auftreten, Person erreicht häufig nicht rechtzeitig die Toilette durch eine Störung der Speicherfunktion der Blase.

Kategorie

Harnkontinenz, boq (Hrsg.),
© Vincentz Network GmbH & Co.KG, Hannover, ISBN 978-3-86630-112-2

Richtig einordnen

Bei einer **Misch-Inkontinenz** kommt es zu unfreiwilligem Urinverlust, der im Zusammenhang mit Harndrang (Dranginkontinenz) und körperlicher Belastung (Stressinkontinenz) auftritt durch eine Störung der Speicherfunktion der Blase.

Die **Extraurethrale Inkontinenz** ist ein beobachtbarer, ständiger Urinverlust über andere Öffnungen (z. B. Blasen-Scheiden-Fistel) als durch die Harnröhre.

Bei der **Inkontinenz bei Chronischer Harnretention** kommt es zu einer unvollständigen Blasenentleerung und Restharnbildung mit und ohne unfreiwilligen Urinverlust. Es gibt ein Harnträufeln und häufiges Wasserlassen. Startschwierigkeiten bei der Miktion, ein abgeschwächter Harnstrahl. Durch die Restharnbildung besteht eine erhöhte Infektionsgefahr.
Die Harnblase kann nach dem Wasserlassen schmerzlos tastbar sein. (Der Begriff Überlaufinkontinenz wird nicht mehr empfohlen).
Es liegt eine Störung der Entleerungsfunktion vor.

Eine **Unkategorisierbare Inkontinenz** ist ein beobachtbarer unfreiwilliger Urinverlust, der sich anhand der Symptome oder der Befunde den anderen Formen nicht eindeutig zuordnen lässt.

Kategorie

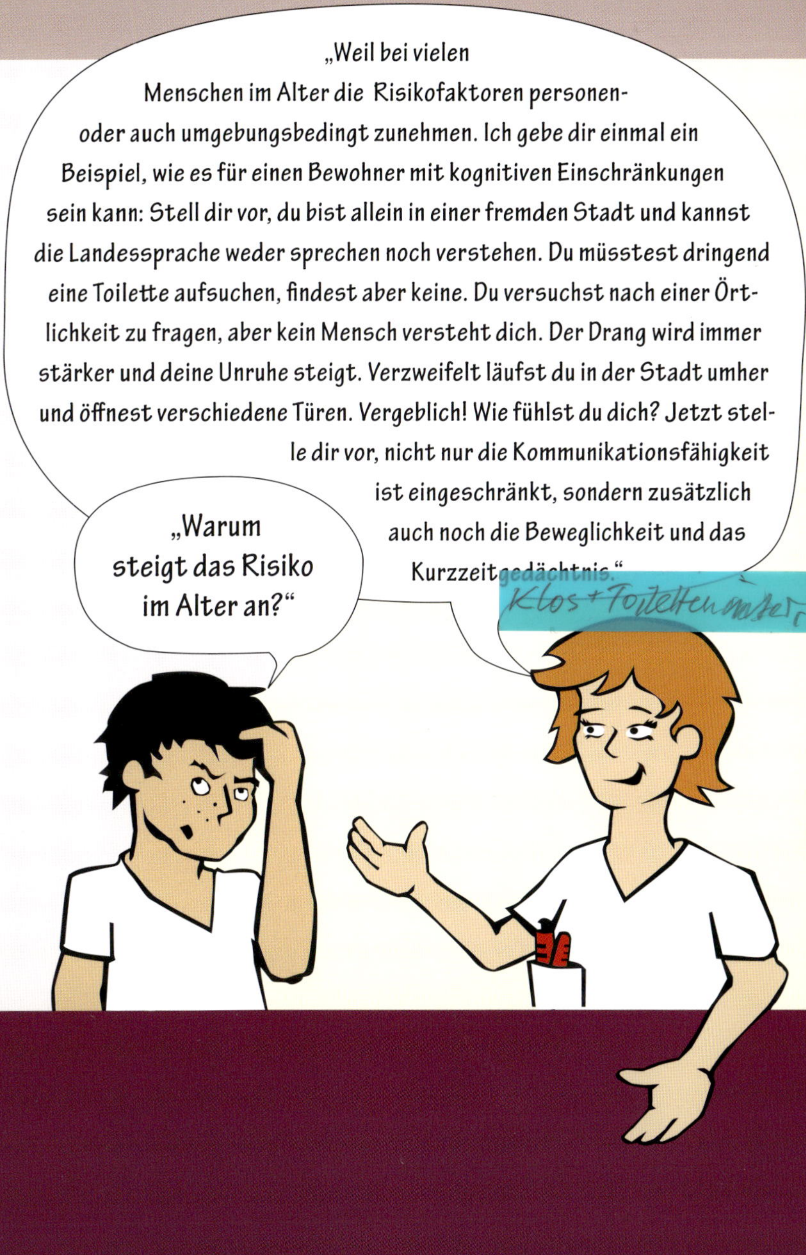
„Warum steigt das Risiko im Alter an?“
„Weil bei vielen Menschen im Alter die Risikofaktoren personen- oder auch umgebungsbedingt zunehmen. Ich gebe dir einmal ein Beispiel, wie es für einen Bewohner mit kognitiven Einschränkungen sein kann: Stell dir vor, du bist allein in einer fremden Stadt und kannst die Landessprache weder sprechen noch verstehen. Du müsstest dringend eine Toilette aufsuchen, findest aber keine. Du versuchst nach einer Örtlichkeit zu fragen, aber kein Mensch versteht dich. Der Drang wird immer stärker und deine Unruhe steigt. Verzweifelt läufst du in der Stadt umher und öffnest verschiedene Türen. Vergeblich! Wie fühlst du dich? Jetzt stelle dir vor, nicht nur die Kommunikationsfähigkeit ist eingeschränkt, sondern zusätzlich auch noch die Beweglichkeit und das Kurzzeitgedächtnis.“

Risikofaktoren und Risikogruppen für Harninkontinenz

Einige Faktoren können die Entwicklung einer Harninkontinenz fördern, so steigt mit dem 50. Lebensjahr das Risiko deutlich an. Frauen sind in dieser Altersstufe häufiger betroffen, im hohen Alter gleicht sich die Häufigkeit an. Die Beckenbodenmuskulatur, wird schwächer. Bei schwerem Heben, Pressen beim Stuhlgang, Sportarten, bei denen gesprungen wird oder bei Husten steigt der intraabdominelle Druck. Die Beckenbodenmuskulatur soll eigentlich diesem Druck als Stütze entgegenwirken. Bei geschwächter Beckenbodenmuskulatur kann die Stützfunktion den inneren Organen nicht genügend Halt von unten geben.

Risikofaktoren speziell bei Frauen

Der Beckenboden wird durch eine Schwangerschaft und eine vaginale Entbindung stark belastet, die Wissenschaft ist sich bislang aber noch nicht einig, ob nun die Schwangerschaft an sich oder die Entbindung das Risiko für eine Harninkontinenz erhöht. Auch Frauen, die per Kaiserschnitt entbunden haben, leiden häufiger an einer Harninkontinenz als Frauen, die keine Kinder bekommen haben.
Wenn der Östrogenspiegel durch das Klimakterium sinkt, kommt es zu einer Veränderung der Genital- und Vaginalschleimhaut, sie wird atrophiert. Es kann zu Rötungen und Entzündungen kommen, die das Bild einer Blasenentzündung aufweisen. Auch Übergewicht erhöht den intraabdominellen Druck und kann das Risiko erhöhen.

Risiko

Risikofaktoren

Risikofaktoren speziell bei Männern

Die Veränderung der Prostata und deren Operation stehen hier im Vordergrund. 60 % der Männer mit Prostatektomie leiden unter einer Harninkontinenz.
Die Beweglichkeit der Glieder ist nicht mehr so geschmeidig. Mit arthritischen Fingern ist es deutlich schwieriger, einen Hosenknopf zu öffnen. Auffällig ist das verlangsamte Gangbild von alten Menschen, viele benötigen zudem noch eine Gehhilfe. Der Weg zur Toilette kann dann sehr weit sein. Aus den genannten Risikofaktoren kann man die Risikogruppen ableiten, z. B. Frauen, die häufiger geboren haben oder Männer, die an einer Erkrankung der Prostata leiden.

Risikogruppe alte und kranke Menschen

Da nicht nur physische und psychische Faktoren auf eine Harninkontinenz hinweisen können, muss die Pflegefachkraft auch die Umgebungsfaktoren und sozialen Faktoren berücksichtigen. Die Einschätzung der Risikofaktoren bei einem kranken und alten Menschen sollte sie in seiner vertrauten Umgebung vornehmen. Zur Einschätzung der **physischen Fähigkeiten** achtet sie auf die Beweglichkeit der Finger. Kann der Bewohner selbständig mit seiner Kleidung, Türklinken oder Gehilfen umgehen? Ist der Körper noch voll beweglich und hat er genügend Kraft in den Armen und Beinen? Kann er sich allein fortbewegen und beim Gehen die Balance halten? Kann er ohne Sehhilfe gut sehen oder benötigt er eine Brille? Und ist er überhaupt fähig, die Toilette zu benutzen?

Die **mentalen Fähigkeiten** des Bewohners kann die Pflegefachkraft an der Fähigkeit erkennen, wie Instruktionen umgesetzt werden, z. B. ob er den beschriebenen Weg zur Toilette findet. Die Frage ist auch, ob der Bewohner seine eigenen Körpersignale noch erkennen kann. Weiß er bei Harndrang, dass ihm ein Toilettenbesuch Erleichterung bringt und ist motiviert genug, um dem nachzugehen?

Um die **Umgebungsfaktoren** einschätzen zu können, muss überprüft werden, ob der Bewohner die Distanz bis zur Toilette überwinden und diese auch erreichen und benutzen kann. Benötigt er auf dem Weg dorthin Unterstützung oder genügt ihm ein Handlauf? Kommt der Bewohner überhaupt an die Klingel heran, um sich Unterstützung einzufordern? Ist es hell genug, um den Weg deutlich zu erkennen? Oder versperren Hindernisse den ungehinderten Zugang zur Toilette?

Auch die **psychosozialen Faktoren** dürfen nicht außer Acht gelassen werden. Angst und Scham können sich auf die Inkontinenz auswirken.

Fallbeispiel

Fallbeispiel Frau M.:
Frau M. ist 86 Jahre alt und ist vor einigen Tagen in das neue Pflegeheim eingezogen. Sie leidet an einer Demenz, kann sich nicht mehr selbständig versorgen und ist in ihrer Kommunikation sehr eingeschränkt. Zuhause in ihrer Zwei-Zimmerwohnung konnte sie sich mithilfe ihres Gehstocks noch gut fortbewegen. Nach Aussage der Tochter ist Frau M. harn- und stuhlkontinent. In der Pflegeeinrichtung zeigt sich Frau M. jedoch ganz anders; sie ist unruhig, läuft scheinbar ziellos hin und her und wirkt zunehmend unglücklicher. Manchmal weint sie, benennt den Grund dafür aber nicht. Die Toilette sucht sie sehr selten auf, dafür finden die Pflegekräfte beschmutzte Kleidung auf der Heizung ausgebreitet vor. Frau M. wird mit Inkontinenzmaterial versorgt, welches sie jedoch nicht akzeptiert; die Vorlagen entsorgt und versteckt sie. Ebenfalls problematisch ist, dass Frau M. nicht genügend Flüssigkeit zu sich nimmt. Sie lehnt alle dargebotenen Getränke ab oder trinkt höchstens ein paar kleine Schlucke. Nachts ist sie häufig bettflüchtig und hat schon mehrfach auf den Fußboden im Flur uriniert.

Der Pflegefachkraft begegnen in der Praxis häufig derartige Probleme. Welche Fragen würde sie sich zuerst stellen müssen?

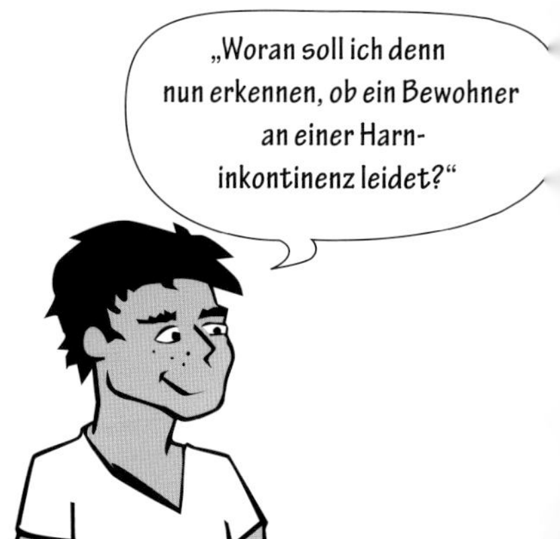
„Woran soll ich denn nun erkennen, ob ein Bewohner an einer Harninkontinenz leidet?“

Risiko

„Das ist manchmal wirklich schwierig, besonders wenn die Betroffenen nichts darüber erzählen. Du musst im Gespräch sehr viel Fingerspitzengefühl beweisen, solltest aber besonders bei erwachsenen Frauen einige Fragen schon bei der Pflegeanamnese stellen. Frage nach, ob die Bewohnerin/Patientin ungewollt Urin verliert, ob sie beim Husten, Lachen oder bei körperlicher Anstrengung Urin verliert. Versuche in Erfahrung zu bringen, ob sie auf dem Weg zur Toilette Urin verliert oder Vorlagen trägt, um Urin aufzufangen. Bei einem Mann kann das Gefühl der unvollständigen Blasenentleerung auf eine Harninkontinenz hinweisen, deshalb ist es sinnvoll, auch danach zu fragen. Beantwortet dein Gegenüber eine Frage mit „Ja", muss eine genauere Einschätzung erfolgen."

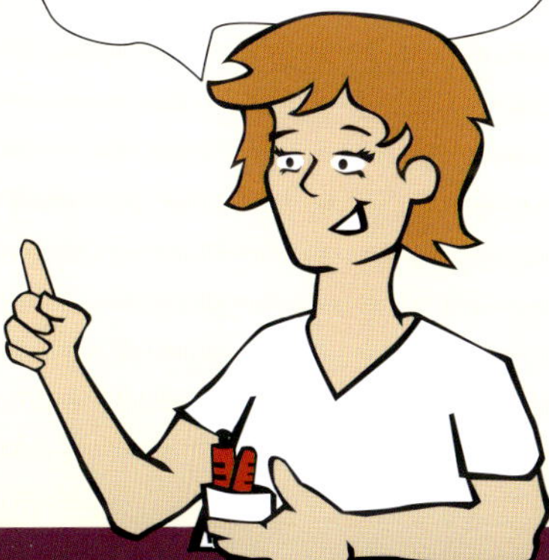

Vielleicht:

- Kann Frau M. die Toilette als solche erkennen?
- Kann Frau M. die Toilette rechtzeitig erreichen?
- Sollte ich Frau M. Toilettengänge anbieten?
- Ist es Frau M. unangenehm Urin zu verlieren?
- Ist es ihr unangenehm, um Hilfe zu bitten, oder kann sie dies evtl. nicht ausdrücken?
- Versucht sie die Toilettengänge zu verhindern, indem sie kaum noch trinkt?
- Kennt Frau M. den Umgang mit Inkontinenzmaterial oder kommt es ihr wie ein Fremdkörper vor?
- ...

Feststellung einer Harninkontinenz

Um eine Harninkontinenz einschätzen zu können, gibt es unterschiedliche Instrumente und Methoden.

Das Miktionsprotokoll

Das Miktionsprotokoll ist ein Test zur Einschätzung der Harninkontinenz. Man kann damit unter den Bedingungen des täglichen Lebens die Häufigkeit der Miktionen und die Inkontinenzepisoden darstellen.
Er ist zudem notwendig, um den Erfolg oder Misserfolg von durchgeführten Maßnahmen, wie z. B. Toilettentraining, bei inkontinenten Personen zu überprüfen. Und es wird ersichtlich, ob ein Bewohner das Trinken bewusst einschränkt, um dadurch Toilettengänge zu vermeiden, besonders gegen Nachmittag und Abend.

Vorgehen:
Über einen Zeitraum von 4 bis 7 Tagen wird das Protokoll ausgefüllt. Im Protokoll wird anhand der Uhrzeit eingetragen:

- Menge und Art der Flüssigkeitszufuhr.
- Verlauf über die Toilettengänge (bestand ein Harndrang, wurde er selbständig oder mit Hilfe durchgeführt, fand er nach Aufforderung oder mit einem Hilfsmittel statt?)
- Ungewollte Urinabgänge durch nasse Vorlagen oder nasse Kleidung (aus welchen Gründen? Z. B. Husten, Aufregung, körperliche Aktivität).
- Die abgegebene Urinmenge. Die Urinmenge der nassen Vorlagen wird mit
  x = kleine Menge,
  xx = mittlere Menge,
  xxx = große Menge und
  KN = nasse Kleidung vermerkt.

Feststellung

Instrumente und Methoden

- Benötigte Hilfsmittel, z. B. Toilettenstuhl, Urinflasche oder Steckbecken.

Pflege:
Ist die zu testende Person nicht in der Lage, das Miktionsprotokoll auszufüllen, übernimmt dies eine Pflegekraft. Daher gibt es unterschiedliche Protokolle, zur Selbsteinschätzung oder zur Fremdeinschätzung.

Der 24-Stunden Vorlagen-Gewichtstest

Bei diesem Test wird die verlorene Harnmenge über 24 Stunden bestimmt. Er sagt lediglich aus, ob eine Person Urin verliert, nicht um welche Art der Inkontinenz es sich handelt. Er wird angewendet, um daraus die bestmögliche Versorgung abzuleiten. Die Vorlagen werden alle vier Stunden gewogen, daraus ergibt sich dann der Schweregrad der Harninkontinenz.

Bei Bewohnern mit einer Stuhlinkontinenz ist dieser dann nicht anwendbar, da keine aussagekräftigen Ergebnisse ermittelt werden können.

Vorgehen:
Die getragenen Vorlagen einer inkontinenten Person werden über 24 Stunden in einem Plastiksack gesammelt.

Wiegt man den Plastiksack zum festgesetzten Zeitpunkt alle 4 Std. und zieht das Gewicht des Plastiksacks und der Menge der ungetragenen Vorlagen ab, erhält man das Gewicht der verlorenen Harnmenge. Bei einem Wert ab 4-8 g ist der Test positiv. Bei Frauen musst du zusätzlich abklären, ob z. B. ein vaginaler Ausfluss als Ursache infrage kommt.

Pflege:
Ist die Testperson nicht in der Lage, die Vorlagen selbständig zu sammeln, übernimmt das Sammeln und Auswiegen eine Pflegekraft.

Instrumente und Methoden

Die Restharnbestimmung

Wenn sich ständig Restharn in der Blase befindet, können sich dort leicht Erreger vermehren. Dies kann zu Infektionen und nachfolgenden Nierenschäden führen.Es ist sehr wichtig abzuklären, ob sich Restharn in der Blase befindet.

Bei einer Inkontinenz bei chronischer Harnretention oder einer Drang-Inkontinenz kann es zu sehr ähnlichen Symptomen kommen, z. B. haben die Betroffenen häufig Harndrang und suchen oft die Toilette auf. Wird bei der Untersuchung Restharn festgestellt, kann man auf die Inkontinenz bei chronischer Harnretention schließen. So lassen sich unangebrachte Therapieangebote vermeiden.

Vorgehen:

Die Kontrolle auf Restharn erfolgt sonographisch durch einen Arzt oder in Ausnahmefällen durch eine Einmalkatheterisierung. Eine Restharnmenge ab 100 ml weist auf eine anormale Ausscheidung hin.

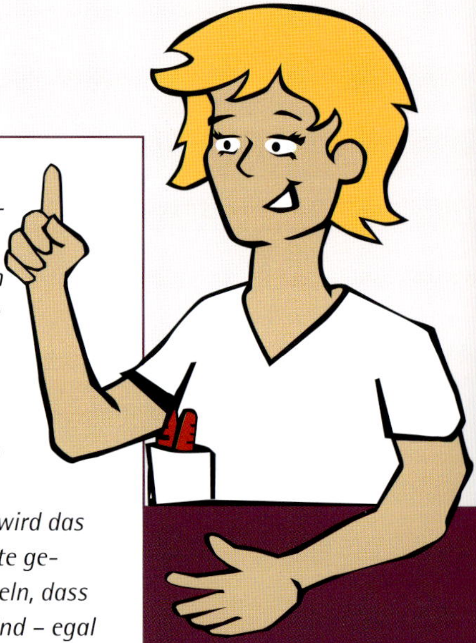

Achtung!

Bei der Analyse eines Miktionsprotokolles können Zeiten der Urinausscheidung ermittelt werde, um dort gezielt Toilettengänge und die Auswahl der Inkontinenzprodukte zu planen. Es kann aber auch ermittelt werden, ob ein Bewohner bewusst das Trinken vermeidet, um dadurch auch die Häufigkeit der Toilettengänge zu verringern. Hier wird das Fingerspitzengefühl der Pflegekräfte gebraucht, dem Bewohner zu vermitteln, dass jederzeit Toilettengänge möglich sind – egal ob am Tage oder in der Nacht.

Maßnahmen zur Kontinenzförderung

1 Prävention der Harninkontinenz

Hat die Pflegefachkraft bei der Anamnese erkannt, dass der Bewohner einer Gruppe angehört, die von der Inkontinenz bedroht ist, ist es wichtig, schon gleich präventiv Maßnahmen zu ergreifen, die eine spätere Inkontinenz evtl. verhindern können.

Entsprechend ihrer Risikogruppe erhalten die bedrohten Personen Beratung zu Vorbeugungsprogrammen. Z.B. Bewohner, die Probleme in der Bewegung haben, erhalten gezielte Unterstützung durch eine Physiotherapeutin, um die Beweglichkeit zu erhalten und zu fördern. Bewohner, die Übergewicht haben, können dieses mit Unterstützung der Diätassistentin reduzieren. Wichtig wäre das Wohnungsumfeld individuell zu gestalten, z.B. der Abstand zur Toilette, die Beleuchtung oder auch eine Beratung bezüglich der Bekleidung. Im Bereich der Betreuung von Menschen mit Demenz gibt es auch gute Ergebnisse durch den Einsatz von roten Toilettenbrillen, da die Farbe rot sehr lange erkannt wird.

2 Förderung der Kontinenz bei bereits bestehender Harninkontinenz

Die Maßnahmen zur Förderung finden je nach Fähigkeit des inkontinenten Menschen statt. Jede Person sollte die Möglichkeit bekommen, die Kontinenz komplett oder auch nur teilweise zurückzuerhalten.

Dafür gibt es *allgemeine Maßnahmen*, mit denen versucht wird, die Risikofaktoren zu minimieren (Gewichtsreduktion bei Übergewicht, Darmmanagement bei Obstipation, eine individuell angepasste Flüssigkeitszufuhr oder die Förderung der Selbständigkeit des Betrof-

Maßnahmen

Harnkontinenz, boq (Hrsg.),
© Vincentz Network GmbH & Co.KG, Hannover, ISBN 978-3-86630-112-2

Die speziellen Maßnahmen zur Maßnahmen

fenen) und spezielle Maßnahmen zur Kontinenzförderung. Bei allen speziellen Maßnahmen ist es wichtig, dass genau festgelegt ist, an welcher Inkontinenzform der Betroffene leidet, welche psychischen, physischen und kognitiven Fähigkeiten er hat und welche Stufe der Kontinenz er erreichen möchte.

- **Blasentraining**
  Blasentraining kann nur bei Personen mit uneingeschränkten geistigen Fähigkeiten durchgeführt werden, damit die Maßnahmen eingehalten und auch verstanden werden können.
  Für Frauen mit einer Belastungs- und Dranginkontinenz und auch der Mischform aus beiden kann das Blasentraining eine hilfreiche Strategie sein.
  Beim Blasentraining möchte man die falschen Ausscheidungsgewohnheiten (ein zu häufiges Aufsuchen der Toilette) korrigieren. Es ist also eine Verhaltenstherapie. Der Betroffene soll lernen, den Harndrang zu verdrängen und die Blasenkapazität zu erhöhen, damit er es schafft, nur noch alle 3 – 4 Stunden auf die Toilette zu gehen.
  Das Trainingsprogramm wird zusammen mit der betroffenen Person erstellt, damit die eigenen Gewohnheiten und Vorlieben mit einbezogen werden können.
  Die Ausscheidungsintervalle werden festgelegt und Woche für Woche die Pausen dazwischen um 15 bis 30 Minuten erweitert, bis das vereinbarte Ziel erreicht ist. Dieser Prozess kann einige Wochen oder Monate andauern und ist für den Betroffenen sehr anstrengend.

Kontinenzförderung sind:

- **Beckenbodentraining**
  Für das Beckenbodentraining gibt es unterschiedliche Trainingsprogramme. Bei allen wird die Beckenbodenmuskulatur wiederholt für eine kurze Zeit angespannt und wieder entspannt. Dies soll die Stützfunktion der Beckenbodenmuskulatur stärken. Es gibt noch keine genauen Untersuchungen darüber, welches Beckenbodentraining am sinnvollsten ist, eines zeigt sich jedoch deutlich; Beckenbodentraining führt häufig zu einer deutlichen Verbesserung der Inkontinenz.

  Beim Beckenbodentraining ohne unterstützende Technik wird der Beckenboden ohne Hilfsmittel trainiert. Er wird beispielsweise 10 Sekunden angespannt, danach 10 Sekunden entspannt. Diese Übung wird am Tage 30- bis 80-mal wiederholt und mindestens acht Wochen lang durchgeführt.

  Beim Beckenbodentraining mit Biofeedback wird die Aktivität der Muskeln elektrisch gemessen und als akustisches oder optisches Signal wiedergegeben. Durch das Biofeedback wird die Wahrnehmung des Beckenbodens gefördert und unterstützt so die Übungen.

  Beim **Beckenbodentraining mit Elektrostimulation** werden Elektroden auf die Haut geklebt oder in Scheide oder Anus eingeführt. Sie senden elektrische Impulse aus, welche eine Kontraktion der unwillkürlichen Beckenbodenmuskulatur auslösen. Dieses passive Training dient als Vorbereitung für das Beckenbodentraining.

Die speziellen Maßnahmen

Für das **Beckenbodentraining mit Vaginalkonen** benötigt man Gewichte mit unterschiedlichen Schweregraden (20 – 70g). Man beginnt mit dem leichtesten Gewicht, welches in die Scheide eingeführt wird. Nach einiger Trainingszeit wechselt man zum nächstschwereren Gewicht. Damit die Vaginalkonen nicht herausrutschen, muss die Beckenbodenmuskulatur angespannt werden und wird dadurch trainiert.

OUT!

Die **Valsalvatechnik** – dabei wird hoher Druck auf den Unterbauch ausgeübt, um die Blase zu entleeren.

Durch **Triggern** (Beklopfen der Blasenregion) soll die Kontraktion des Blasenmuskels ausgelöst werden.

Beide Techniken können durch den unphysiologischen Druckaufbau und die Restharnbildung Nierenschädigungen hervorrufen und sollten in der Pflege nicht mehr angewandt werden. Bei neurogenen Blasenfunktionsstörungen ist es besser, den intermittierenden Katheterismus durchzuführen.

Diese Maßnahmen sind zwar im Expertenstandard genannt, aber für die Anwendung bei alten Menschen sehr ungeeignet

Fraglich!

Die Doppel- oder Dreifachmiktion. Dabei soll der Betroffene im Abstand von ca. 15 Minuten zwei- oder dreimal zur Toilette gehen, um die Restharnmenge und damit das Infektionsrisiko zu reduzieren.
Ob sich diese Maßnahme als wirksam erweist, ist bislang umstritten.

zur Kontinenzförderung sind:

- **Toilettentraining**
  In welchem Umfang man das Toilettentraining durchführt und welche Trainingsmethode man dafür wählt, richtet sich nach der Inkontinenzform und den persönlichen Fähigkeiten und Zielen der inkontinenten Person. Die idealen Ziele des Toilettentrainings sind das selbständige Aufsuchen und die selbständige Nutzung der Toilette und das selbständige Richten der Kleidung vor und nach dem Toilettenbesuch. Nicht in jedem Fall kann der inkontinente Mensch das ideale Ziel erreichen, aber auch ein Teilziel ist schon eine deutliche Verbesserung.

  Das **Toilettentraining durch den angebotenen Toilettengang** hat verhaltenstherapeutische Grundsätze. Die inkontinente Person wird zu regelmäßigen festgelegten Zeiten gefragt, ob sie eingenässt hat. (Vorsichtig formulieren mit Fingerspitzengefühl, Schamgefühl beachten). Gegebenenfalls kontrollieren. Hat die inkontinente Person nicht eingenässt, sollte dies als besonders positiv hervorgehoben werden. Ansonsten wird sie gewaschen und das Inkontinenzmaterial gewechselt.
  Der Pflegende fragt, ob die inkontinente Person Unterstützung bei der Ausscheidung benötigt und gibt ihr bei Bedarf Hilfestellung. War der Toilettengang erfolgreich, wird das positiv hervor gehoben. Danach wird die inkontinente Person auf den nächsten angebotenen Toilettengang hingewiesen.

  Über welchen Zeitraum diese Übungsphase am besten ausgeführt werden sollte, gibt es noch keine genauen Untersuchungen.

Maßnahmen

Diskutiert wird über einen Zeitraum von drei bis vierzehn Tagen. Verschiedene Untersuchungen weisen darauf hin, dass ein Toilettentraining durch den angebotenen Toilettengang dazu führt, dass inkontinente Personen häufiger nach Hilfe zur Ausscheidung fragen und ihre Inkontinenzepisoden gesenkt werden.

Beim **Toilettentraining mit Toilettengang zu individuellen Entleerungszeiten** wird die Ausscheidung des Betroffenen nach einem festgelegten Plan unterstützt. Diese Form des Blasentrainings ist für Menschen mit eingeschränkten psychischen und kognitiven Fähigkeiten geeignet.
Vor Beginn des Trainings muss eine genaue Einschätzung erfolgen. Anhand eines Miktionsprotokolls werden die Zeiten festgestellt, zu denen unfreiwillig Urin abgegangen ist. Daran werden dann die Zeitpunkte zur Unterstützung bei der Ausscheidung festgelegt. Auch hier legen sich die vorliegenden Untersuchungen nicht eindeutig fest, kommen jedoch zu einem positiven Ergebnis des Toilettentrainings.

Beim **Toilettentraining mit Toilettengang** zu festgelegten Zeiten z. B. alle 2-3 Stunden, geht es nicht darum, den Betroffenen durch positives Feedback und Anleitung zur Kontinenz zu verhelfen. Es geht in erster Linie darum, inkontinente Episoden zu vermeiden oder zumindest zu minimieren um z. B. Hautirritationen zu verhindern. Dieses passive Training unterstützt Menschen, die aufgrund ihrer eingeschränkten Fähigkeiten nicht mehr in der Lage sind, selbständig die Toilette aufzusuchen oder sich dafür Hilfe einzufordern.

Maßnahmen

Hilfsmittel

Einsatz von Hilfsmitteln

Harninkontinent zu sein bedeutet für viele Menschen auch abhängig von anderen Personen zu sein. Auch für die Pflegenden bedeutet es eine deutliche Mehrbelastung. Bevor die Pflegefachkraft aber Hilfsmittel einsetzt, sollte sie mit dem harninkontinenten Menschen probieren, ob eine aktive Kontinenzförderung, z. B. Beckenbodengymnastik, Toilettengänge, einen Erfolg bringen könnte.

Wenn durch die aktiven Maßnahmen der Kontinenzförderung keine Kontinenz erreicht werden kann, kann die Pflegefachkraft in der Pflege Hilfsmittel wie z. B. Inkontinenzvorlagen einsetzen. Mit diesen Hilfsmitteln kann sie erreichen, dass der Bewohner möglichst seine Unabhängigkeit behalten oder ein hohes Maß an Zufriedenheit erhalten kann.

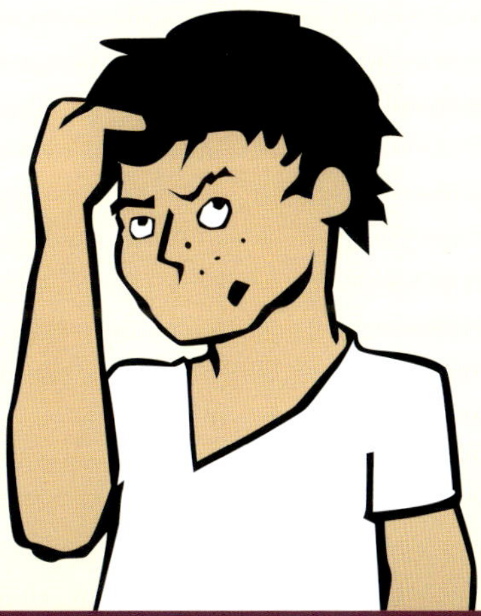

Hilfsmittel

Funktionell-anatomische Hilfsmittel

Die folgenden Vorschläge sind auch aus dem nationalen Expertenstandard, jedoch auch ungeeignet für den stationären Bereich, da sie Fingerfertigkeit des Betroffenen verlangen und auf Dauer Reizungen hervorrufen.

- Pessare
- Tampons
- Harnröhrenstöpsel

➜ Für belastungsinkontinente Frauen
- Werden intravaginal eingesetzt und stützen so den Blasenhals und die Harnröhre.
- Verschließen die Harnröhre.
- Aber Vorsicht! Durch den Rückstau des Urins besteht ein hohes Infektionsrisiko.
- Harnröhrenstöpsel werden intraurethal getragen.

Mobile Toilettenhilfen

- Toilettenstuhl
- Steckbecken
- Urinflaschen für Männer und Frauen

➜ Für Menschen mit Bewegungseinschränkungen

Können zum Bewohner transportiert werden, z. B. bei Bettlägerigkeit.

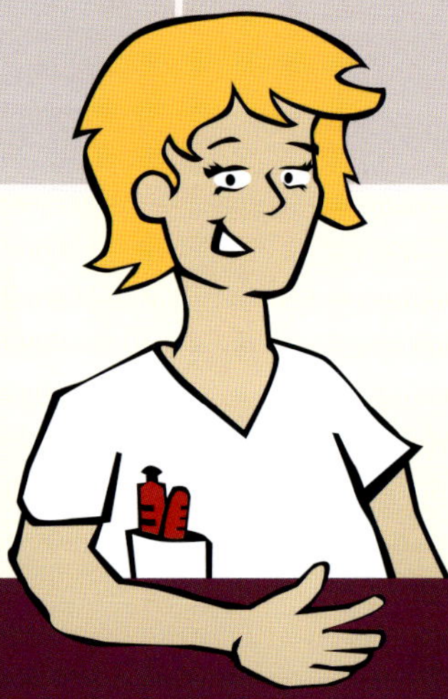

Ableitende Hilfsmittel

- Blasenkatheter
- Kondomurinale
- Urinkollektoren

→ Für Menschen, die keinerlei Kontrolle über ihre Blasenfunktion haben
beim intermittierenden (Selbst)Katheterismus wird die Blase 4- bis 6-mal täglich katheterisiert. Der Selbst-Katheterismus bedeutet für den inkontinenten Menschen eine große Selbständigkeit.

- Transurethrale Blasenverweilkatheter nur bei strenger Indikation legen.
- Ab einer Liegedauer von fünf Tagen empfiehlt das Robert Koch-Institut das Legen eines suprapubischen Katheters unter Beachtung von Kontraindikationen.
- Der Urin wird über ein Urinalkondom in einen Auffangbeutel abgeleitet. Ein täglicher Wechsel und eine gute Hautpflege sind dabei erforderlich, damit es nicht zu Hautschädigungen kommt.
- Können von Männern mit verwachsenem Penis oder Frauen benutzt werden. Urinkollektoren haften auf dem Genitalbereich und fangen dort den Urin auf. Sie sind jedoch aufgrund der unsicheren Hauthaftung eher für bettlägerige Bewohner geeignet.

Achtung!

Bei der Verwendung von Blasenkathetern ist ein hygienisches Arbeiten nach den Richtlinien des Robert-Koch-Instituts Voraussetzung.

Maßnahmen

Beachte!

Richtlinien zur Nutzung von Blasenverweilkathetern (vgl. Robert-Koch-Institut: Infektionsprävention in Heimen) Bundesgesundheitsblatt – Gesundheitsforschung – Gesundheitsschutz 2005 . 48:1061-1080 DOI 10.1007/s00103-005-1126-2 © Springer Medizin Verlag 2005

- Nur mit Indikationsstellung und Technik der anti- und aseptischen Katheterhygiene vertraute Personen dürfen Katheterisierungen vornehmen.
- Hygienische Händedesinfektion vor und nach Manipulation am Blasenkatheter.
- Die Katheterisierung erfolgt aseptisch.
- Ballonfüllung zum Blocken des Katheters erfolgt nur mit sterilem Aqua dest., vorzugsweise jedoch mit 8 – 10%iger Glycerin-Wasserlösung.
- Ableitungssysteme müssen steril und geschlossen sein.
- Die Diskonnektion (häufig „Abstöpseln" genannt) von Katheter und Drainageschlauch muss vermieden werden. Ist sie dennoch notwendig, erfolgt vorher eine Wischdesinfektion mit einem alkoholischen Präparat.
- Spülungen und Instillationen erfolgen nur unter strenger urologischer Indikation, nicht zur Infektionsprophylaxe.
- Eine Inkrustationsprophylaxe erfolgt durch angemessene Harnausscheidung und Harnansäuerung (durch eine angepasste Flüssigkeitszufuhr).
- Ein Abknicken des Systems muss vermieden werden.

Maßnahmen

Aufgepasst!

- Der Auffangbeutel muss unter Blasenniveau, frei und ohne Bodenkontakt hängen.
- Der Auffangbeutel ist rechtzeitig (bevor der Urin die Rückflusssperre erreicht) zu leeren. Einmalhandsschuhe, nicht sterilisiert, sind dabei zu tragen. Dabei soll der Ablassstutzen nicht mit dem Auffanggefäß in Berührung kommen.
- Intermittierendes Abklemmen transurethraler Katheter zur Steigerung der Blasenkapazität (häufig „Blasentraining" genannt) kann zu Infektionen führen und hat zu unterbleiben.
- Die Reinigung des Intimbereichs erfolgt mit Wasser und Seifenlotion, ohne Zusatz von septischen Substanzen im Rahmen der Körperpflege.
- Meatusnahe Inkrustationen an der Urethraöffnung können mit 3%iger H2O2-Lösung entfernt werden.

Aufsaugende Hilfsmittel	**Für jede Art von Harninkontinenz. Die Stärke der Vorlagen ist dabei immer dem Bedarf des inkontinenten Menschen angepasst.**
Körperferne aufsaugende Hilfsmittel	• die sogenannten Krankenunterlagen als Bett- oder Möbelschutz. Als Einwegprodukt oder waschbar.
Körpernahe aufsaugende Hilfsmittel	• anatomisch geformte Vorlagen in unterschiedlichen Größen und Stärken werden entsprechend des Schweregrad der Inkontinenz ausgewählt, diese kann ggf. über den 24h Vorlagentest ermittelt werden.

Aufgepasst

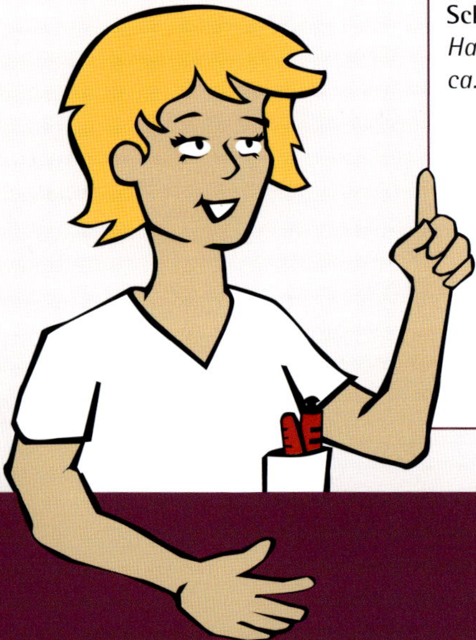

Hinweis

Auf vielen Paketen mit Inkontinenzmaterial findet die Pflegefachkraft vom Hersteller Empfehlungen, für welchen Schweregrad die Vorlage geeignet ist.

Leichte Inkontinenz – *Harnverlust in vier Stunden ca. 50 bis 100 ml*

Mittlere Inkontinenz – *Harnverlust in vier Stunden ca. 100 bis 200 ml*

Schwere Inkontinenz – *Harnverlust in vier Stunden ca. 200 bis 300 ml*

Schwerste Inkontinenz – *Harnverlust in vier Stunden mehr als 300 ml*

Danach kann sie sich bei der Wahl orientieren, welche Inkontinenzvorlage für die inkontinente Person am besten geeignet ist.

Fallbeispiele zur Pflegeplanung

Herr Donna ist 80 Jahre alt. Vor drei Wochen wurde ihm operativ die Prostata entfernt. Er hat keine Angehörigen und kommt zur Kurzzeitpflege in die Pflegeeinrichtung. Dem Überleitungsbogen des Krankenhauses ist zu entnehmen, dass er dort wegen eines Prostata CA's behandelt wurde, mit Gehhilfe selbständig mobil ist, aktuell einen BMI von 35 hat und wegen seiner Neigung zur Obstipation stuhlerweichende Medikamente einnimmt.

Im Gespräch klagt er darüber, seit der Operation keinerlei Kontrolle mehr über seine Blasenfunktion zu haben. Im Krankenhaus habe ihm das Personal beim Wechsel der Inkontinenzvorlagen geholfen. Sein Wunsch wäre es, schon bald wieder kontinent zu sein.

Informationssammlung

- BMI 35,
- Neigung zu Obstipation,
- eingeschränkte Mobilität,
- unwillkürlicher Harnverlust, Wechsel des Inkontinenzmaterials wird von anderen Personen übernommen = abhängig kompensierte Inkontinenz.

Problem

Prioritäres Problem: abhängig kompensierte Inkontinenz.
Herr Donna merkt den Urinabgang nach Prostata OP nicht. Kann den Wechsel der Inkontinenzprodukte nicht eigenständig vornehmen, siehe AEDL 2.

Beispiele

Harnkontinenz, boq (Hrsg.),
© Vincentz Network GmbH & Co.KG, Hannover, ISBN 978-3-86630-112-2

Ressourcen und Fähigkeiten:
Herr Donna geht eigenständig mit dem Rollator zur Toilette, klingelt, wenn er Hilfe benötigt, ist motiviert den Umgang mit den Hilfsmitteln zu erlernen.

Ziel

Nahziel:
- Risikofaktoren für eine Harninkontinenz verringern.

Kontinenzprofil:
- unabhängig kompensierte Harninkontinenz.

Fernziel:
- Kontinenz.

Maßnahmen

Alle Maßnahmen im Vorfeld mit Herrn Donna besprechen und ihm die Vorgehensweise erklären:

- Gewichtsreduktion anregen, ballaststoffreiche Nahrung anbieten und mit der Küche absprechen (siehe AEDL Essen und Trinken).
- Herrn Donna im Umgang mit Inkontinenzmaterial anleiten, um eine unabhängig kompensierte Inkontinenz zu erreichen,
- darauf achten, dass sich keine Hindernisse auf seinem Weg zur Toilette befinden (siehe Sturzprophylaxe AEDL 11),
- veranlassen, dass Herr Donna von der Krankengymnastik gezielt Beckenbodengymnastik und Anleitung zu selbständigen Beckenbodenübungen erhält, um das Fernziel zu erreichen,
- Herrn Donna um 08.00 und um 19.00 Uhr motivieren, die Übungen durchzuführen, evtl. von der Ergotherapie unterstützen lassen.

Fallbeispiel

Fallbeispiel Frau M. (ausführliche Schilderung siehe Seite 28)

Problem

Nicht kompensierte Inkontinenz muss genauer formuliert werden mit der Problematik Inkontinenzform, Schweregrad und Abhängigkeit; was kann die Bewohnerin nicht?

Ressourcen und Fähigkeiten entsprechend des Fallbeispiels formulieren: z. B. welche Produkte werden genutzt, reagiert sie auf validierende Gespräche, wie viel trinkt sie? Lässt sie sich besser von weiblichen Personal versorgen, kann sie in der Orientierung unterstützt werden (Licht im Badezimmer anlassen, Schild anbringen?)

Ziel

Nahziel: abhängig erreichte Inkontinenz, Frau M. akzeptiert das Inkontinenzmaterial und uriniert nicht mehr auf den Fußboden, sie akzeptiert die angebotenen Toilettengänge.

Fernziel: Kontinenz, da Frau M. noch vor einigen Tagen in gewohnter Umgebung kontinent war, ist dies nach einer Eingewöhnungszeit ein realistisches Ziel.

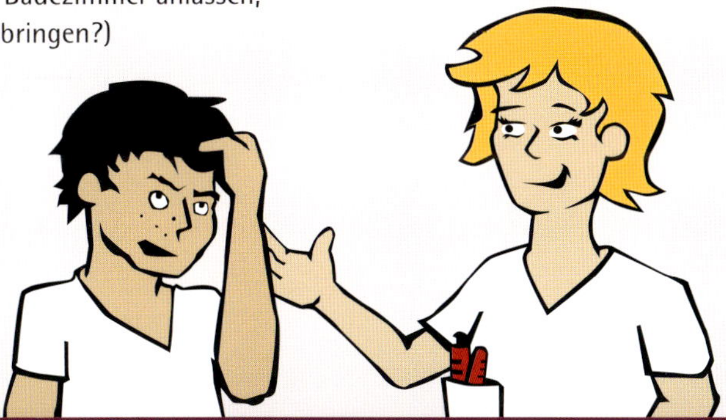

Fallbeispiel

Maßnahmen

- Toilettentraining, Toilettengänge zu festgelegten Zeiten um 08.00, 10.00, 12.30, 15.00, 18.00 und 20.00 Uhr anbieten. Ggf. Überprüfung des Inkontinenzmaterial (validierende Gespräche), Intimhygiene, Hautbeobachtung,
- Hautpflege mit bewohnereigener Hautlotion nach Intimpflege,
- bei Unruhe sofort einen Toilettengang anbieten, auch nachts,
- Flüssigkeitsbedarf mit dem Arzt besprechen und Frau M. zur Flüssigkeitsaufnahme animieren, siehe AEDL Essen und trinken,
- Frau M. wiederholt auf Orientierungshilfen hinweisen und anleiten, den Weg zur Toilette selbständig zu finden.

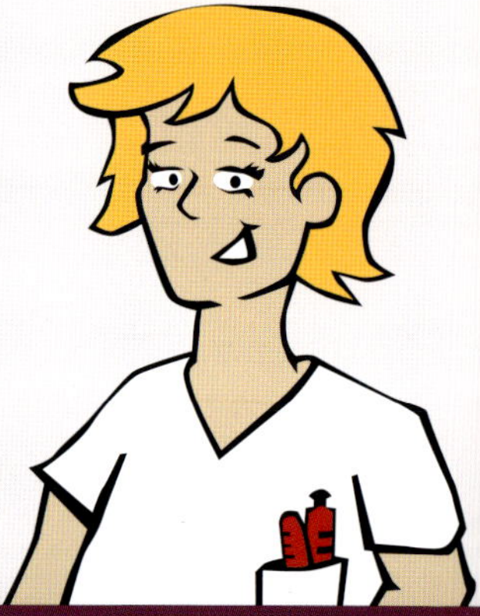

Beispiele

Qualitätsmanagement

Hier beginnt der Aufgabenbereich des Qualitätsmanagements, auch QM genannt. Die Einführung eines Expertenstandards wie dem Expertenstandard Förderung der Harnkontinenz in der Pflege ist nur ein Instrument zur Qualitätsmessung und -sicherung in einer Pflegeeinrichtung.

Jede Einrichtung sollte mittlerweile über ein QM-System verfügen, das die regelmäßige Überprüfung und Optimierung von Arbeitsabläufen und Pflegeprozessen steuert. So wird Fehlern und Komplikationen kurz und langfristig vorgebeugt und eine sach- und fachgerechte Pflege gesichert.

Einrichtung

Die Einrichtung ist für die Organisation und Struktur verantwortlich:

1 **Fortbildungsangebote:** Fortbildungsmittel werden bereitgestellt und es wird allen beteiligten Berufsgruppen die Teilnahme ermöglicht.

2 **Transparenz und Teamarbeit:** Es werden Qualitätszirkel gebildet und ein einrichtungsinterner Standard gemeinsam mit den Mitarbeitern auf der Grundlage des nationalen Expertenstandard Förderung der Harnkontinenz in der Pflege erstellt.

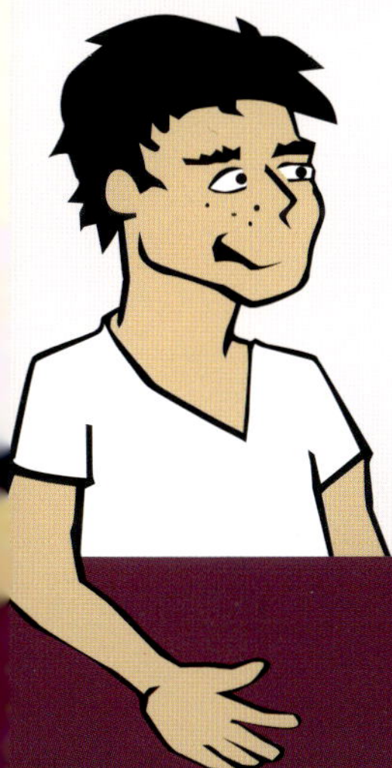

Qualität

Harnkontinenz, boq (Hrsg.),
© Vincentz Network GmbH & Co.KG, Hannover, ISBN 978-3-86630-112-2

3 **Kooperation:** Zusammenarbeit mit fachkompetenten Kooperationspartnern (z. B. Urologe, Apotheke, Sanitätshaus etc.)

4 **Qualitätsmanagement:** Der nationale Expertenstandard und mitgeltende Verfahrensregelungen, Prozesswegweiser etc. werden in das QM-System implementiert. Alle erforderlichen Instrumente und Dokumente zur Einschätzung stehen zur Verfügung.

5 **Einheitliche Systematik:** Ein einheitliches Ermittlungssystem zur Risikoeinschätzung sowie die einheitliche Nutzung des Systems wird gewährleistet. Es muss für alle klar sein, wie die Vorgehensweise bei einem bestehenden Risiko für eine Harninkontinenz bzw. bei einer bestehenden Harninkontinenz ist.

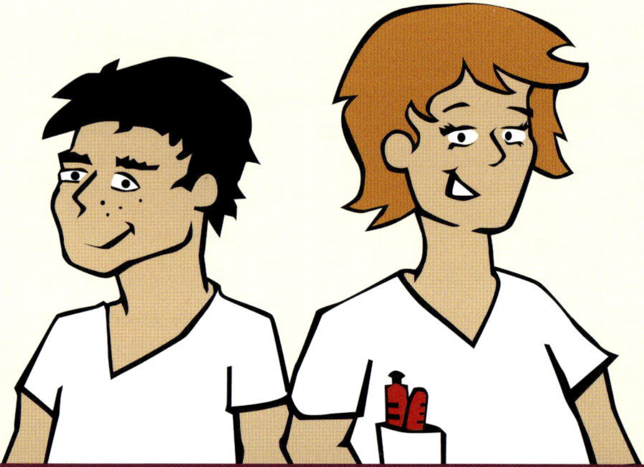

VPK oder PDL

Als Schnittstelle zwischen der Planung durch die Heimleitung und der Umsetzung durch die Pflegefachkräfte obliegt der Pflegedienstleitung die Verantwortung für die Organisation, fachgerechte Durchführung und Kontrolle des neuen Standards.

1 Die VPK/PDL organisiert Fortbildungsmaßnahmen für alle beteiligten Berufsgruppen und plant diese im Dienstplan ein.

2 Sie plant und kontrolliert. Sie erstellt gemeinsam mit den Pflegefachkräften die Planung und Umsetzung der Risikoeinschätzung zur Harninkontinenz und überwacht die Ausführung.

3 Pflegevisiten/Fallbesprechungen. Die PDL führt regelmäßig Maßnahmen der internen Qualitätssicherung durch (Pflegevisiten und Fallbesprechungen) und leitet bei Abweichungen, Nichteinhalten oder auch bei fachlichen Defiziten sofortige Gegenmaßnahmen ein.

Pflegefachkräfte

1 Eigenverantwortlich Handeln: Jede Pflegefachkraft muss in der Lage sein, die Risikofaktoren und die Anzeichen für eine Harninkontinenz zu erkennen.

2 Jede Pflegefachkraft kann Probleme mit der Harnkontinenz erkennen.

3 Jede Pflegefachkraft kennt die hausinternen Maßnahmen, Standards etc. zur Einschätzung der Risikofaktoren der Harninkontinenz.

Qualität

QM

4 Fachliche Beratung: Jede Pflegefachkraft muss in der Lage sein, betroffene Personen, Angehörige und Bezugspersonen fachlich zu beraten.

5 Jede Pflegefachkraft ist in der Lage, zu erkennen, ob die geplanten Maßnahmen effektiv sind.

6 Jede Pflegefachkraft muss die Hilfskräfte und eingebundene Kooperationspartner zum Thema beraten, informieren und die Einhaltung geplanter Maßnahmen überwachen.

7 Persönliche Weiterbildung: Jede Pflegefachkraft verpflichtet sich, sich zum Thema auf dem Laufenden zu halten, z. B. durch das Lesen von Fachliteratur, Fachzeitschriften etc.

8 Betriebliche Fortbildung: Jede Pflegefachkraft regt Fortbildungsmaßnahmen zu neuen Erkenntnissen bei der VPK/PDL an.

Qualität